Segurança do Paciente

Enfermagem segura

Elisandra Venzke Pinto

Dedico essa obra para minha afilhada Julia Venzke Guimarães; que mesmo morando longe, se faz presente todos os dias, em minhas lembranças, no meu coração e nas minhas preces...

Segurança do paciente

A realidade infelizmente é que inúmeros pacientes são vítimas de falhas na assistência, sofrendo eventos adversos que podem até matar. Entender que *segurança do paciente*, é a mais importante dimensão de qualidade na assistência à saúde, e que é a única maneira que temos de evitar mortes desnecessárias.

A Segurança do Paciente é um dos seis atributos da qualidade do cuidado e tem como finalidade oferecer uma assistência segura.
As práticas de segurança devem ser: baseadas nas melhores evidências
científicas de que são práticas efetivas em reduzir a chance de dano ao paciente; aplicadas em diferentes níveis de assistência e para diferentes tipos de pacientes; amplas e sustentáveis; e utilizadas por pacientes, equipe multiprofissional, serviços de saúde e grupos de pesquisas.

Revisão de alguns conceitos básicos:

Segurança do paciente	**Reduzir a um mínimo aceitável, o risco de dano desnecessário associado ao cuidado de saúde.**
Dano	Comprometimento da estrutura ou função do corpo e/ou qualquer efeito dele oriundo, incluindo-se doenças, lesão, sofrimento, morte, incapacidade ou disfunção, podendo, assim, ser físico, social ou psicológico
Risco	Probabilidade de um incidente ocorrer
Incidente	Evento ou circunstância que poderia ter resultado, ou resultou, em dano desnecessário ao paciente
Circunstância Notificável	Incidente com potencial dano ou lesão
Near miss	Incidente que não atingiu o paciente
Incidente sem lesão	Incidente que atingiu o paciente, mas não causou danos
Evento Adverso	Incidente que resulta em dano ao paciente

Fonte:Anvisa 2014

Metas internacionais de segurança

Criadas pela Organização Mundial de Saúde (OMS), as Metas Internacionais de Segurança do Paciente têm como objetivo promover ações que garantam a segurança na prestação do cuidado.

A Joint Commission International (JCI) é líder mundial em certificação de organizações de saúde!

Essa organização atua há mais de 50 anos com o objetivo de criar uma cultura de segurança e qualidade no cuidado ao paciente.

Os hospitais certificados são reconhecidos internacionalmente, assegurando alinhamento com as mais elevadas técnicas e procedimentos e protocolos, essas metas devem ser conhecidas por todo o corpo de profissionais do serviço de saúde.

Nesse contexto, no ano de 2013 o Ministério da Saúde e a ANVISA lançaram o Programa Nacional de Segurança do Paciente (PNSP).

Esse Programa propõe um conjunto de medidas para prevenir e reduzir a ocorrência de incidentes nos serviços de saúde – eventos ou circunstâncias que possam resultar dano desnecessário para o paciente.

São 6 as metas internacionais de segurança:

1. Identificar corretamente o paciente;

2. Melhorar a comunicação entre profissionais de saúde;

3.Melhorar a segurança na prescrição, no uso e na administração de medicamentos;

4. Assegurar cirurgia em local de intervenção, procedimento e pacientes corretos;

5. Higienizar as mãos para evitar infecções;

6. Reduzir o risco de quedas e lesão por pressão.

A seguir, sugestão de um plano para a prática da segurança do paciente:

QUESTÕES	PLANO DE SEGURANÇA DO PACIENTE
O quê	O que será feito? Quais as ações a serem desenvolvidas?
Quem?	Quem será o responsável pela implantação e condução das ações?
Por quê?	Por que será feito? Qual a justificativa e qual o resultado esperado?
Onde?	Onde será feito? Onde a ação será desenvolvida? Qual a abrangência?
Quando?	Quando será feito? Qual o prazo, as datas para início e término?
Como?	Como será feito? Como a ação será implementada? Qual o passo a passo?
Quanto?	Quanto custará? Análise do investimento a ser realizado (não se restringe a investimento financeiro)

(Agevisa)

E Jamais esqueça:

- Sempre ofereça o melhor cuidado possível
- Desligue o "automático", pare, olhe, escute, reflita
- Seja claro e objetivo ao passar informações para o paciente e na comunicação multiprofissional
- Empatia, sempre vai ser um diferencial
- Observe atentamente as necessidades do paciente
- Sempre que for possível, envolva familiares e paciente no cuidado
- Seja atento e detalhista

- Saiba ouvir
- Registre
- Tenha sensibilidade e conhecimento ao prestar o cuidado
- Faça a diferença.

Dessa forma, reforça-se o princípio de que a equipe de enfermagem deve ser permanentemente capacitada a fornecer assistência aos pacientes de modo seguro e livre de danos. A enfermagem é praticante da ciência ou arte que assiste o ser humano de forma holística, a fim de reestabelecer, manter e promover a saúde, atendendo suas necessidades humanas, na tentativa de trazer seu equilíbrio e amenizar seus anseios.

A atenção ao paciente nos serviços de saúde devem ser pautadas em orientações constantes, visando que este consiga a sua independência nesse processo.

Os enfermeiros são os profissionais de cuidados de saúde selecionados para assumir o papel de coordenador e educado.

Uma responsabilidade importante do enfermeiro é garantir, manter e desenvolver na equipe habilidades e competência, e promover pesquisa baseada em evidências, para garantir que os funcionários adquiram o conhecimento necessário para desempenhar suas atividades com segurança.

O enfermeiro deve fomentar o crescimento, desenvolvimento e autonomia de todos, ele é o responsável por assegurar que cada membro do pessoal tenha a formação necessária.

Ele deve também ser capacitado para melhor aplicar os conhecimentos Conforme Paschoal, et al. (2006), a educação dos profissionais de enfermagem precisa de atenção, já que há necessidade de preparar as pessoas para as mudanças que têm ocorrido nas instituições de saúde, de modo que se conciliem as necessidades de desenvolvimento pessoal e do grupo com as necessidades da instituição e as da sociedade.

A educação permanente é um processo que educa, possibilitando o surgimento de um espaço para pensar e fazer no trabalho, com destaque para o papel das instituições de saúde no desenvolvimento das capacidades dos profissionais, o que contribui para diversas situações de melhorias (AMESTOY, et al., 2008).Para os profissionais de saúde que atuam nesse contexto, especialmente o enfermeiro, há necessidade de um preparo especial e continuado, para dar o suporte que as equipes necessitam

Na enfermagem os avanços devem ser estimulados por meio de atitudes dotadas de inovações, investimentos, treinamentos constantes e, acima de tudo, pela união de todos os membros tanto no enfrentamento de adversidades como na ascensão da profissão.

Todos os aspectos levantados nesta obra proporcionaram novos saberes a respeito da segurança do paciente e a enfernagem, e foram úteis não somente por relatar os desafios , mas principalmente por contemplar as novas possibilidades e perspectivas, oportunizando dessa maneira um meio de reflexão.

No tocante aos desafios dos enfermeiros, ressaltou o destaque que este profissional tem frente à formação de equipe, segurança do paciente e novas competências a serem desenvolvidas. Espera-se que o enfermeiro possa ser muito mais do que um gerente neste desafio, mas um líder, ou seja, um verdadeiro facilitador em seu ambiente de trabalho. E, com tantos percalços, cabe ao enfermeiro desenvolver suas habilidades de liderança, como forma de conseguir motivar sua equipe, desenvolvendo nos profissionais o anseio pelo conhecimento e disponibilidade para transcender os obstáculos que surgirem. Tendo como foco de desenvolvimento, principalmente, o cuidado ao paciente e proporcionando a ele total segurança em seu atendimento.

www.ingramcontent.com/pod-product-compliance
Ingram Content Group UK Ltd.
Pitfield, Milton Keynes, MK11 3LW, UK
UKHW021932190726
13853UKWH00004B/1400

9 786553 921634